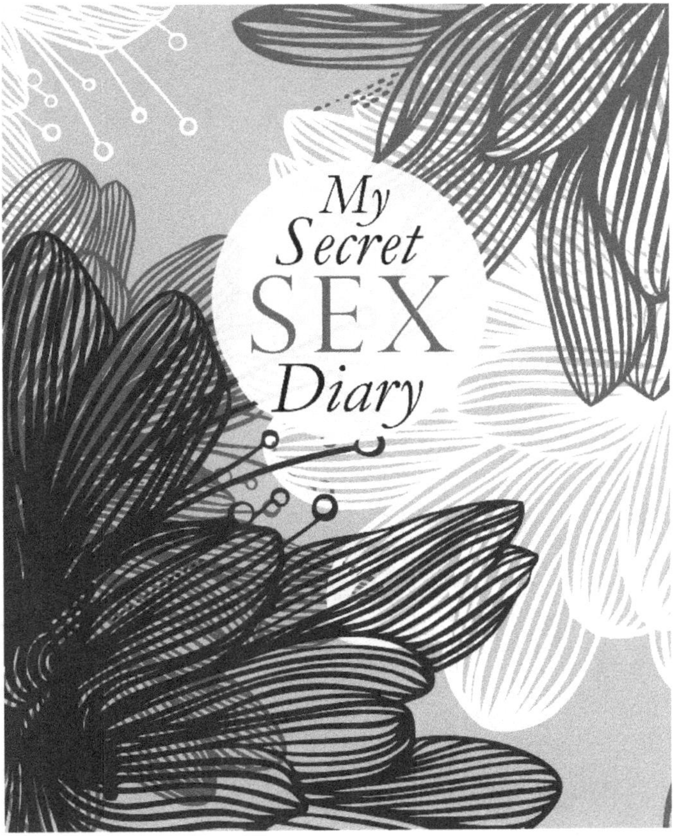
My
Secret
SEX
Diary

ISBN-13: 978-1530842605
ISBN-10: 1530842603

www.ingramcontent.com/pod-product-compliance
Lightning Source LLC
Chambersburg PA
CBHW072039280526
45788CB00006B/2120
9781530842605